T d $\begin{array}{c} 97 \\ 151 \end{array}$

DE LA VALEUR

DE LA

RESPIRATION SACCADÉE

COMME SIGNE DE DÉBUT

DE LA

TUBERCULISATION PULMONAIRE

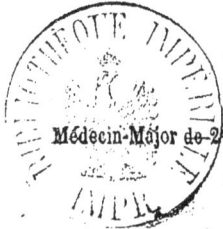

Par M. L. COLIN,

Médecin-Major de 2ᵉ classe, Professeur agrégé à l'École impériale de médecine militaire.

PARIS

LIBRAIRIE DE LA MÉDECINE, DE LA CHIRURGIE ET DE LA PHARMACIE MILITAIRES

VICTOR ROZIER, ÉDITEUR,

Rue Childebert, 11.

Près la place Saint-Germain-des-Prés.

1861

Imprimerie de Cosse et J. Dumaine, rue Christine, 2.

DE LA VALEUR

DE LA

RESPIRATION SACCADÉE

COMME SIGNE DE DÉBUT

DE LA TUBERCULISATION PULMONAIRE.

L'obscurité du début de la phthisie pulmonaire, la né-
cessité d'arriver néanmoins d'une manière expéditive au
diagnostic de cette affection, ou même de son imminence
chez les sujets soumis à l'exploration si rapide de nos con-
seils de révision, m'ont engagé à contrôler par des observations répétées un signe déjà mentionné, il y a plus de vingt
ans, par les auteurs de nos premiers traités d'auscultation,
et remis aujourd'hui en honneur d'une manière toute spéciale par un intéressant mémoire d'un professeur de l'École
de Clermont-Ferrand, M. Bourgade (Voir *Archives de médecine*, novembre 1858).

Pour établir ce contrôle, il m'a semblé qu'une série de faits
pris au hasard, une année, par exemple, d'exercice médical
dans un milieu où se rencontrent beaucoup de phthisiques,
devait fournir les éléments du problème ; qu'on arrive, en
effet, comme résumé de cette série d'observations, à un ré-
sultat statistique, soit affirmatif, soit négatif, on a tout lieu
de se croire fondé à en déduire des conséquences rigou-
reuses, les chiffres s'appliquant à une affection aussi généralement uniforme dans sa marche que la tuberculisation
pulmonaire chronique, et n'offrant, grâce à la similitude
des cas spéciaux, aucune prise à la critique, éternellement
opposée aux statisticiens, de manque d'homogénéité des éléments comparés et réunis.

Il fallait constater trois faits :

1° La fréquence de la respiration saccadée chez les phthisiques ;

2° Son existence au début de la tuberculisation pulmonaire;

3° Et, au besoin, sa supériorité séméiologique relativement à d'autres signes physiques.

A côté de ce but complétement pratique, s'élevait une autre considération d'un ordre plus élevé ; ne pouvait-on chercher d'une manière plus complète qu'on ne l'a fait jusqu'ici, à rallier ce phénomène, encore mal classé, à d'autres phénomènes plus accessibles à nos explications : les frottements pleurétiques d'une part, de l'autre certains bruits moins bien définis, il est vrai, comme le froissement de M. Fournet, la respiration rude de M. Hirtz, me semblaient avoir grande affinité avec la respiration saccadée ; confirmer cette analogie, c'était ouvrir une voie d'explication à ce dernier phénomène, et mieux fixer sa place parmi les altérations de rhythme des bruits respiratoires.

Rappelons de suite quelles sont généralement les circonstances où l'oreille perçoit une sensation anormale pouvant motiver l'appellation de bruit saccadé.

A. Ou bien la perversion de rhythme a son point de départ dans toutes les puissances respiratoires, et alors, suivant les lois de coïncidence si bien établies par M. Fournet (*Recherches sur l'auscultation*, pag. 128), dans ses trois séries d'expériences physiologiques, manométriques et cliniques, le rapport de rhythme subsiste entre les mouvements thoraciques et les bruits pulmonaires, c'est-à-dire que l'œil et la main perçoivent sur le thorax des saccades extérieures correspondant à celles que perçoit l'oreille ; c'est ce qu'on rencontre dans les affections douloureuses soit des plèvres, soit des régions costales, et dans certaines névroses ;

B. Ou bien, la cage thoracique se mouvant régulièrement, l'expansion pulmonaire seule est gênée, et alors, le mouvement extérieur demeurant continu à l'œil et sous la main, le bruit vésiculaire seul s'accomplit en deux ou trois phases pour chaque temps ; c'est ce qui a lieu, par exemple, dans certaines adhérences des plèvres (Barth et Roger, p. 74, éd. 1860); c'est ce qui a lieu aussi, suivant moi, dans la plupart des cas de frottement pleurétique ; seulement ici, le bruit de murmure vésiculaire disparaît sous le bruit de frottement, et l'on n'a considéré, pour ce motif, que le rhythme de ce dernier.

En résumé, saccades par suite d'une gêne à l'expansion de la cage thoracique, saccades par suite d'adhérences pleurales, tels sont les chefs auxquels se rapportent d'une manière générale toutes ces perversions de rhythme, par scission pour ainsi dire, du mouvement respiratoire.

Voyons donc comment a été considérée la modification spéciale qui nous occupe, quel est son caractère, quelle est sa valeur suivant les observateurs, quelle est la tendance de ceux-ci à la ramener à l'un des deux chefs précédents.

1° On lit dans le *Traité de diagnostic* de M. Raciborsky, éd. 1837, p. 750 : « Nous avons entendu quelquefois une « sorte de respiration saccadée; le premier bruit se divisait « en deux bruits d'une force inégale, comme si l'air n'en- « trait dans les vésicules qu'après avoir vaincu quelque ré- « sistance ; cette variété de respiration s'entend souvent chez « les malades atteints de tubercules pulmonaires dissé- « minés. »

Ayant également constaté ce phénomène chez des hypocondriaques et d'une manière éphémère, l'auteur est porté à l'attribuer à un spasme consécutif, soit à l'irritation de filets nerveux par des tubercules, soit à une névrose générale comme l'hypocondrie.

Depuis, le même auteur écrivait (*Moniteur des hôpitaux,* 25 juillet 1855) un article pour exprimer sa foi de plus en plus grande en l'importance de ce signe, sans néanmoins lui reconnaître une valeur absolue, pas plus qu'aux autres bruits respiratoires.

2° Dans le *Moniteur des hôpitaux,* du 20 juillet 1855, se trouve la traduction d'un passage du *Traité d'auscultation* d'un professeur allemand, Zehetmayer, qui regarde la respiration saccadée comme signe de début de la tuberculose : « L'inspiration, dit-il, ne se fait point alors d'un seul coup, « mais elle est entrecoupée et s'accomplit en deux ou trois « temps séparés par un très-court intervalle de repos. »

3° Le savant traducteur de ce passage, M. Imbert-Gourbeyre, rapporte à la suite une observation qui lui est propre, et où l'inspiration saccadée a présenté ce caractère exceptionnel d'être aussi prononcée à la base du thorax que sous les clavicules.

4° Enfin paraît le mémoire relativement si complet de M. Bourgade : fort de plusieurs observations, l'auteur étudie *ex professo* le caractère spécial, la valeur diagnostique, et enfin les conditions de production du phénomène : comme caractère, il établit, de concert du reste avec les observateurs précédents, que ce n'est généralement que l'inspiration qui se divise en saccades, sans cesser pour cela d'être vésiculaire et moelleuse ; comme valeur diagnostique, ce signe, antérieur à tous les autres, aurait une importance énorme ; enfin, comme condition de production, il récuse les deux modes que j'indiquais plus haut comme sources générales des bruits saccadés, la cause n'existant ni dans la gêne du mouvement thoracique, qu'il n'a rencontré chez aucun de ses malades, ni dans les adhérences pleurales, une autopsie lui ayant permis de constater la parfaite liberté d'un sommet au niveau duquel ce bruit avait été perçu.

Je me contenterai de faire remarquer que, dans cette même autopsie, on constatait au sommet de l'autre poumon deux cavernes tuberculeuses et de nombreuses adhérences pleurales ; par leur obstacle à la libre expansion du thorax, ces dernières adhérences n'étaient-elles pas ici le point de départ de la respiration saccadée, perceptible seulement de l'autre côté qui ne présentait pas encore les bruits qui la voilaient sans doute au niveau du poumon le plus malade.

Pour la même raison je me demanderai si, de ce que la respiration saccadée se manifeste au niveau d'un sommet, alors que l'autre sommet présente déjà les signes classiques d'une tuberculisation avancée, comme le fait a lieu dans grand nombre des observations du mémoire cité ; s'il est bien rigoureux de conclure qu'elle est un signe d'une invasion tuberculeuse locale, et non le simple fait de la gêne apportée à la respiration par le côté le plus malade.

5° M. Putégnat (de Lunéville), dit avoir indiqué aussi l'inspiration saccadée, dans un ouvrage imprimé en 1839, que je n'ai pu me procurer ; depuis, dans une lettre provoquée précisément par le mémoire précédent, le même praticien rapproche ce phénomène du frottement pleurétique, et le fait ainsi dépendre des fausses membranes de la plèvre. (Voir à cet égard la savante appréciation du rédacteur en chef de la *Gazette hebdomadaire,* t. 6, p. 437.)

Enfin, dans le plus classique et le plus répandu de nos traités d'auscultation, la respiration saccadée considérée d'une manière moins spéciale que dans les monographies précédentes, est rapportée aux deux grandes catégories de causes que j'indiquais plus haut, d'une part une gêne quelconque dans le jeu de toutes les puissances inspiratoires, d'autre part les adhérences pseudo-membraneuses des plèvres. (Barth et Roger, p. 73, 5° édit.)

J'ai commencé mes propres recherches il y a un an ; elles ont porté d'une part sur *quatre-vingt-neuf* phthisiques à diverses périodes, d'autre part sur un assez grand nombre d'individus à poitrine délicate, envoyés à l'hôpital autant pour y subir le contrôle d'un examen approfondi de leur aptitude au service que pour recevoir des soins médicaux : cette seconde catégorie surtout semblait se prêter d'une manière favorable à la constatation des phénomènes initiaux, physiques ou rationnels, d'une affection chronique si commune dans l'armée.

S'il fallait, aujourd'hui déjà, m'en rapporter à mon expérience, basée sur ces faits bien précis, et sur le souvenir plus vague de mes études cliniques antérieures, il me resterait peu d'espoir dans l'avenir du nouveau signe, et dans des conclusions qui me paraissent trop nettement formulées sur sa valeur.

Chez trois malades, évidemment tuberculeux, j'ai trouvé, d'une manière, soit continue, soit passagère, et en outre d'autres bruits intrà-pulmonaires, le bruit dit de froissement par M. Fournet, bruit qui me semble bien de la famille des frottements pleuraux ; comme preuve de cette identité, l'un des malades présentait à la fois le froissement sous-claviculaire, et, du même côté, à partir de la troisième côte jusqu'à la base en avant, un bruit de frottement à saccades bien distinctes ; le même produit plastique, dont les aspérités produiront un frottement très-rude dans les points où les deux plèvres sont mues d'un va-et-vient considérable,

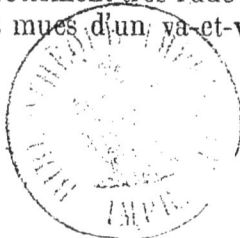

c'est-à-dire aux régions antéro-latérales du thorax, ne peut évidemment, au sommet du poumon, se révéler toujours d'une manière aussi nette, en raison du peu d'étendue de la locomotion; de là, obscurité de la sensation perçue et difficulté de la définir.

Je ne parle, du reste, de ces cas de respiration saccadée par frottement pleurétique, que pour rappeler leur variétés de forme, suivant leurs conditions physiques de production, et de là établir leur connexité avec ceux dont j'ai seulement à m'occuper ici, et dans lesquels le murmure vésiculaire, normal dans son timbre et son intensité, n'est altéré que dans son rhythme, où, en un mot, aux termes de la description donnée, l'inspiration ne diffère de l'état normal que par son développement non plus continu, mais en deux ou trois temps successifs.

Or, deux fois seulement durant cette dernière année et sur ces *quatre-vingt-neuf* tuberculeux, j'ai rencontré semblable altération, et, chose remarquable, chez deux sujets d'âge, de tempérament et de conditions morbides presque identiques. L'un d'eux est encore aujourd'hui dans mon service, voici un résumé de son observation :

Davagnier, musicien (ophicléide) au 18e de ligne, d'un tempérament sanguin, âgé de 43 ans ; entré le 27 novembre, salle 27, n° 18. Parti en bonne santé pour la campagne d'Italie de 1859, il dut entrer à l'hôpital de Pavie pour une bronchite avec commencement d'aphonie. Depuis cette époque, il n'a cessé de tousser : actuellement, 27 novembre 1860, l'amaigrissement est considérable, l'aphonie complète avec vives douleurs au larynx, expectoration abondante de crachats puriformes avec quelques granulations blanchâtres, sueurs nocturnes ; appétit conservé.

Comme signes physiques, je constate, le 27 novembre, jour de son entrée : sous la clavicule gauche, submatité, craquements humides aux deux temps, léger retentissement de la voix ; au sommet droit, expiration bronchique, ayant presque le caractère tubaire du souffle pneumonique. De ce côté aussi, et au sommet seulement, l'inspiration est divisée en trois temps bien distincts, où le murmure vésiculaire se produit par bouffées fines, moelleuses, sans le moindre bruit anormal, sans autre altération enfin que celle de son rhythme.

A l'inspection, je constate la régularité des mouvements d'expansion du thorax; un confrère, présent à ma visite, arrivait absolument aux mêmes résultats, et, une heure après, examinant de nouveau le malade, nous trouvions que l'inspiration s'accomplissait toujours au sommet droit suivant le même mode, c'est-à-dire par saccades.

A mes visites et contre-visites, du 29 et du 30 novembre, l'exploration physique de ce sujet me donne chaque fois les mêmes résultats ; mais dès lors la respiration saccadée devient moins évidente dans mes examens ultérieurs. Le 4 décembre, l'inspiration est redevenue tout à fait continue au sommet droit; et depuis cette époque, jusqu'aujourd'hui 10 janvier, c'est-à-dire depuis plus d'un mois, à côté de la persistance de tous les autres signes évidents d'une tuberculisation avancée, je n'ai pu noter que la permanence de la disparition du phénomène éphémère qui m'avait frappé dès les premiers jours.

Le second de mes malades est un garde de Paris, qui a séjourné deux mois dans mon service (salle 26, n° 8), au commencement de la dernière année.

Il était, comme le précédent, atteint de tous les signes rationnels de tubercules en voie de ramollissement et de phthisie laryngée : le sommet droit présentait les symptômes classiques d'une caverne assez étendue, et à gauche je constatai, pendant cinq ou six jours, la scission en trois temps du bruit inspiratoire, un peu rude, il est vrai, et parfois accompagné de craquements très-disséminés; l'expiration succédait au même sommet avec le caractère bronchique, mais suivant un rhythme continu ; puis l'inspiration reprit un jour aussi sa continuité, qui persista dès lors jusqu'à la sortie du malade.

Somme toute, chez deux individus évidemment phthisiques, et à une période avancée, j'ai trouvé comme épiphénomène passager, inutile même au diagnostic, la respiration saccadée.

D'autre part, chez tous les sujets à tuberculose imminente, j'ai en vain cherché ce signe comme *indice* du début de l'affection, et, en les proposant pour leur renvoi de l'armée j'ai toujours dû baser mon criterium : soit sur les signes rationnels, dyspnée, amaigrissement, douleurs, sueurs nocturnes, hémoptysie ; soit sur les signes locaux réputés classiques : exagération ou faiblesse du murmure respiratoire ou de la sonorité aux sommets, expiration prolongée à gauche, retentissement anormal de la voix, etc....

Tout au plus ai-je pu quelquefois croire à l'existence du phénomène tant recherché, en explorant quelques sujets qui respiraient mal, soit par suite du trouble que leur causait cet examen, soit par désir de simulation ; mais dans ces quelques cas, les mouvements apparents de la cage thoracique ne s'exécutent plus eux-mêmes avec leur calme régulier, et le rapport de cette irrégularité sensible à l'œil et à la main avec celle du rhythme respiratoire sous l'oreille me rendait bientôt compte de mon erreur.

Je ne veux en rien diminuer la valeur des recherches faites par d'autres observateurs, comme lesquels je pourrai peut être rencontrer dans la suite quelques cas plus nombreux et d'une plus grande importance clinique ; je pense même qu'une série de faits nouveaux pourra modifier la conclusion uniquement déduite des précédents, et que je formulerais ainsi ;

1° La respiration saccadée est rare, soit au début, soit dans le cours de la phthisie pulmonaire ;

2° Quand elle existe, elle accompagne d'autres signes d'une bien plus grande valeur pour le diagnostic ;

3° Elle ne se montre le plus souvent qu'à une période avancée de la tuberculisation.

Cette dernière conclusion s'appuie non-seulement sur le chiffre si restreint de mes observations personnelles, mais encore sur un certain nombre de cas cités par M. Bourgade (*loc. cit.*), et dans lesquels les malades, dont un sommet présentait la respiration saccadée, offraient de l'autre côté les signes du ramollissement tuberculeux.

Quant à la cause physique du phénomène, je crois, malgré l'opinion du même auteur, qu'elle réside invariablement dans des adhérences pleurales.

Bien que, dans nos deux cas, l'inspiration saccadée m'ait semblé fine, moelleuse, excluant toute idée de sensation de frottement, je ne puis me déguiser son analogie avec le froissement ou frottement sous-claviculaire dont je parlais plus haut: la saccade peut être insonore sous la clavicule, parce que les adhérences y sont molles, et surtout parce que le champ de la locomotion pulmonaire y est très-borné; si le malade, en exagérant sa respiration, pouvait y augmenter l'étendue du mouvement de va-et-vient au même degré que dans la région antéro-latérale du thorax, nul doute que la saccade n'y devînt également rude, et ne s'élevât du caractère vésiculaire pur, au frottement, et, suivant la nature de l'exsudat, aux autres échelons des bruits de frottement.

Dans certains cas, du reste, même dans ses lieux d'élection, le frottement pleurétique classique semble descendre, en revanche, au degré de simple inspiration saccadée. Dans mon service aussi (salle 27, n° 30) se trouve actuellement un malade atteint d'épanchement pleurétique considérable à droite, en voie de résorption, avec résonnance tympanique bien marquée, (bruit skodique) à toute la partie antérieure; de ce même côté l'expansion thoracique est à peu près nulle, et à l'auscultation on constate un frottement de retour presque aussi doux que le murmure vésiculaire dont je ne l'ai guère distingué que par son caractère saccadé.

Que de ce côté l'épanchement diminue encore et que le poumon reprenne ses mouvements normaux de retrait et d'extension, et ce malade nous présentera sans doute, comme la plupart des convalescents de pleurésie, un frottement réel, plus ou moins rude, frottement qui, malgré les doutes d'un grand maître, accompagne la résorption du liquide si fréquemment que, depuis deux mois, je l'ai rencontré chez sept malades, dont cinq sont encore aujourd'hui dans mes salles.

Si, pour le dire en passant, on ne trouve pas plus souvent ce signe presque normal de la guérison des épanchements de la plèvre, j'ai tout lieu de croire que c'est au mode de médication employé qu'il faut en attribuer l'absence; chez les malades auxquels je faisais appliquer des vésicatoires dès le début de la pleurésie il m'arrivait fréquemment de ne constater d'amélioration physique que par l'abaissement de la ligne de matité, et la perception du murmure vésiculaire, sans voir simultanément apparaître le frottement de retour ; or on sait avec quelle rapidité le vésicatoire enlève d'ordinaire le bruit de frottement ; cette action curative, parfois si évidente, ne nous explique-t-elle pas une véritable action prophylactique alors qu'on emploie le vésicatoire au début, avant l'époque de réapparition habituelle de ce frottement ; ce qui me porte à le penser, c'est, qu'ayant été obligé de renoncer au traitement par le vésicatoire, en raison d'une constitution médicale qui frappait au Val-de-Grâce toutes nos plaies soit d'érysipèle, soit de gangrène, j'ai été surpris de la presque constance du phénomène en question chez mes convalescents de pleurésie, soumis uniquement dès lors aux médications internes, et en particulier le nitre et l'émétique à dose rasorienne ; telle était chez eux la fréquence relative de ce signe physique, que, sans la considération de la différence du traitement, j'aurais eu lieu de croire à un de ces changements singuliers qui semblent parfois se manifester, suivant les saisons, dans l'évolution des maladies même les mieux localisées, et de voir, dans cette nouvelle série de faits, une véritable modification pathogénique, au lieu d'une simple conséquence thérapeutique.

J'aurais voulu, pour en revenir à mon sujet, la respiration saccadée, pouvoir essayer et constater sur elle l'action du vésicatoire ; mais, d'une part, la fugacité de ce phénomène chez mes deux malades, d'autre part ma préoccupation de symptômes coïncidents, à indications beaucoup plus urgentes, m'en ont empêché ; que si j'eusse employé ce moyen, et qu'il m'eût ici semblé aussi héroïque que contre le frottement pleurétique proprement dit, j'hésiterais moins encore à établir une quatrième conclusion que j'ai fait pressentir, et que néanmoins je crois pouvoir donner sans trop de réserve, à savoir que : « comme signe physique, la respiration saccadée simple n'est que l'échelon le moins élevé de la série des frottements pleurétiques. »

Nota. Depuis que ce travail est terminé (et il y a quatre mois), certaines circonstances sont venues singulièrement confirmer quelques-unes de mes assertions ; le sujet de ma première observation, Davagnier, a succombé le 5 février dernier, à un œdème de la glotte ; l'autopsie, faite sous mes yeux par un des stagiaires les plus distingués du Val-de-Grâce, M. le docteur Boisseau, nous a permis de constater :

1° Des adhérences complètes, fibro-celluleuses, très-résistantes du sommet droit, au niveau duquel nous avions perçu la respiration saccadée ;

2° Des masses tuberculeuses à divers degrés de ramollissement dans les deux poumons ;

3° De nombreuses ulcérations dans la trachée et les bronches ;

4° Dans le larynx, outre l'œdème qui, descendant fort bas, en obstruait presque la lumière, une ulcération considérable, large comme une pièce de 2 francs, profonde de 5 millimètres, taillée à pic à la réunion postérieure des cordes vocales ;

5° Et enfin, comme autre preuve de cette cachexie tuberculeuse extrême, une atrophie graisseuse très-remarquable du ventricule droit du cœur.

Ce premier fait confirme donc une de mes conclusions, la dépendance de la respiration saccadée d'une production pseudo-membraneuse intra-pleurale.

Deux autres faits également recueillis dans mon service, par M. Jacob, médecin stagiaire, viennent en confirmer une seconde, celle qui établit l'affinité de la respiration saccadée simple avec le frottement pleurétique ; voici le résumé très-succinct de ces deux faits, dont je ne prends que ce qui nous intéresse ici :

1° Falvet, infirmier militaire, 34 ans, entré le 17 février 1861, salle 27, n° 50. — Diagnostic : épanchement pleurétique gauche moyen, révélé par la matité, l'absence de la respiration et des vibrations thoraciques ; comme dans la majorité des cas, ni souffle, ni égophonie ; traitement par le nitre et l'émétique ; diminution rapide de l'épanchement.

Le 16 mars, le malade accuse une sensation de frottement dans l'hypochondre gauche ; à l'auscultation, on constate que le murmure vésiculaire est revenu jusqu'à la base, mais que l'inspiration, sans avoir perdu son caractère moelleux, est scindée en trois temps dans toute la région latérale gauche; les jours suivants ces saccades, toujours identiques pour le nombre (trois à l'inspiration ordinaire), deviennent rudes, prennent enfin tous les caractères du frottement pleurétique, et le dixième jour sont perceptibles à la main.

2° Giglion, 23 ans, grenadier au 103° de ligne, entré le 20 février, salle 27, n° 25. Sorti depuis un mois seulement de l'hôpital où il était entré pour une pleurésie droite : ne se plaint actuellement que de la persistance du point de côté : ni expectoration, ni sueurs nocturnes, ni amaigrissement; sonorité normale des deux côtés ; à l'auscultation, murmure vésiculaire très-pur et très-moelleux, dans tout le thorax, mais offrant, d'une manière remarquable, le rhythme saccadé sous la clavicule droite ; de cette clavicule à la quatrième côte, l'inspiration se développe en trois temps successifs, sans donner, je le répète à dessein, la moindre sensation de frottement. Ce phénomène persista assez longtemps pour me permettre de le démontrer plusieurs jours de suite aux médecins stagiaires attachés à mon service. Que la pleurésie fût ici simple ou tuberculeuse, j'y trouvais indication d'appliquer un vésicatoire, et l'occasion se présentait ainsi d'observer enfin l'influence de cette médication sur la respiration saccadée simple, et de la comparer à son influence habituelle sur le frottement pleurétique ordinaire.

Un vésicatoire est donc appliqué le 6 mars, et, à partir du 8, pendant les trois semaines que je conservai encore ce malade dans mes salles, l'inspiration redevenue continue ne nous offrit plus une seule fois cette singulière altération de rhythme.

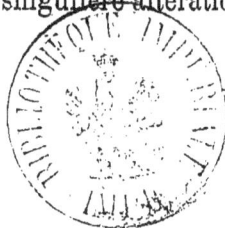

FIN.

74

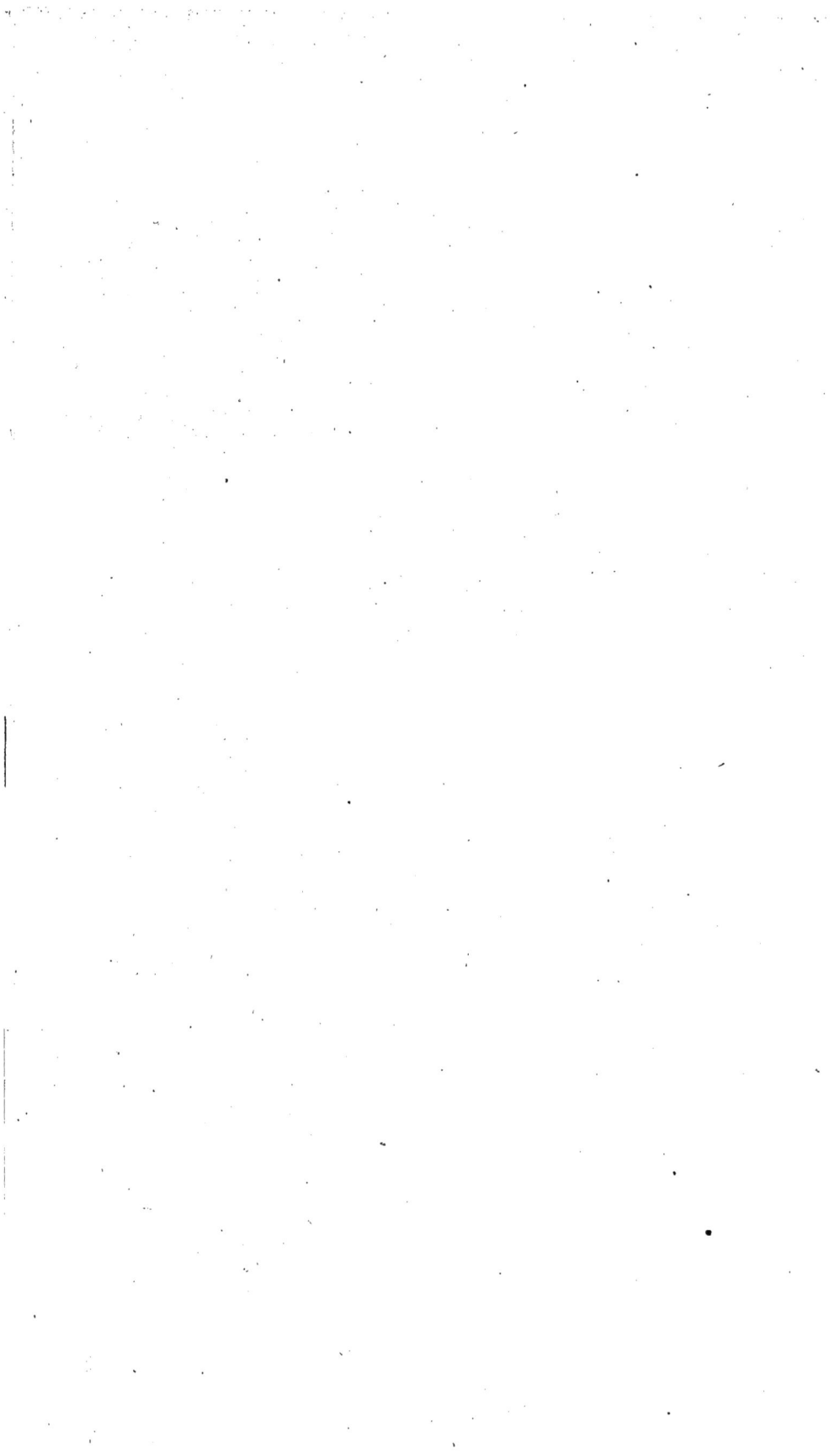

www.ingramcontent.com/pod-product-compliance
Lightning Source LLC
Chambersburg PA
CBHW050400210326
41520CB00020B/6393